CONTRIBUTION A L'ÉTUDE

DU

PROCÉDÉ DE MORESCHI

DANS LA CURE DE L'ULCÈRE VARIQUEUX

PAR

D. OLIVIERI

DOCTEUR EN MÉDECINE

————————

MONTPELLIER
IMPRIMERIE DELORD-BOEHM ET MARTIAL
IMPRIMEURS DE MONTPELLIER MÉDICAL
1903

PERSONNEL DE LA FACULTÉ

PROFESSEURS :

Clinique médicale..........................	MM GRASSET (✸)
Clinique chirurgicale.....................	TEDENAT.
Clinique obstétricale et Gynécologie....	GRYNFELTT
Chirg. du Cours, M. PUECH.	
Thérapeutique et Matière médicale........	HAMELIN (✸)
Clinique médicale........................	CARRIEU.
Clinique des maladies mentales et nerveuses ..	MAIRET (✸).
Physique médicale.......................	IMBERT.
Botanique et Histoire naturelle médicale.	GRANEL.
Clinique chirurgicale....................	FORGUE.
Clinique ophtalmologique...............	TRUC.
Chimie médicale et Pharmacie..........	VILLE.
Physiologie.............................	HEDON.
Histologie.............................	VIALLETON.
Pathologie interne.....................	DUCAMP.
Anatomie.............................	GILIS.
Opérations et Appareils...............	ESTOR.
Microbiologie.........................	RODET.
Médecine légale et Toxicologie........	SARDA.
Clinique des maladies des enfants	BAUMEL.
Anatomie pathologique................	BOSC.
Hygiène.............................	BERTIN-SANS H.

Doyen honoraire : M. VIALLETON.
Professeurs honoraires : MM. JAUMES, PAULET (O. ✸), BERTIN-SANS P. (O. ✸)

CHARGÉS DE COURS COMPLÉMENTAIRES

Accouchements.	MM. VALLOIS, agrégé.
Clinique ann. des mal. syphil. et cutanées..	BROUSSE, agrégé.
Clinique annexe des maladies des vieillards....	VEDEL, agrégé.
Pathologie externe.....................	IMBERT Léon, agrégé
Pathologie générale....................	RAYMOND, agrégé.

AGRÉGÉS EN EXERCICE

MM BROUSSE	MM VALLOIS	MM. L. IMBERT.
RAUZIER.	MOURET.	VEDEL.
MOITESSIER	GALAVIELLE	JEANBRAU.
de ROUVILLE.	RAYMOND.	COUJOL.
PUECH.	VIRES.	

M. H. GOT, Secrétaire.

EXAMINATEURS DE LA THÈSE

MM FORGUE, Professeur. Président.	MM. IMBERT, Agrégé.
ESTOR Professeur.	JEANBRAU, Agrégé.

A LA MÉMOIRE DE MA GRAND'MÈRE

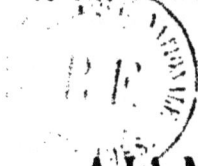

A LA MÉMOIRE DE MA TANTE

A LA MÉMOIRE VÉNÉRÉE DE MON PÈRE

A MA MÈRE

A MON FRÈRE

A MES SŒURS

OLIVIERI.

A MON ONCLE FRANÇOIS AGOSTINI

ET A SA FAMILLE

A MON ONCLE LOUIS DE MARI

ET A SA FAMILLE

A MES TANTES

A TOUS MES PARENTS

OLIVIERI.

A MON MAITRE ET AMI ANTOINE AGOSTINI

PROFESSEUR AU LYCÉE DE BASTIA

ET A SA FAMILLE

A MES AMIS LES DOCTEURS AGOSTINI

Pour le dévouement et le désintéressement qu'ils ont toujours mis à soigner les membres de ma famille.

A MES AMIS LES DOCTEURS

PARAVICINI, MASSEGUIN, FIGARELLA REY ET BATTAGLINI

A L'AMIE DE MA FAMILLE MADAME VEUVE AGUSTINI

OLIVIERI.

A MON PRÉSIDENT DE THÈSE

MONSIEUR LE DOCTEUR FORGUE

PROFESSEUR DE CLINIQUE CHIRURGICALE

A MON MAITRE ET AMI

MONSIEUR LE DOCTEUR JEANBRAU

PROFESSEUR AGRÉGÉ A LA FACULTÉ DE MÉDECINE DE MONTPELLIER

A MON MAITRE ET AMI

MONSIEUR LE DOCTEUR RAUZIER

PROFESSEUR AGRÉGÉ A LA FACULTÉ DE MÉDECINE DE MONTPELLIER

OLIVIERI.

AVANT-PROPOS

Ce n'est pas pour obéir à une tradition ni pour sacrifier à une banale politesse que nous éprouvons le besoin de faire un avant-propos.

Nous en faisons un parce qu'un devoir impérieux, né du cœur et de la raison, nous l'impose.

En effet, partout où nous avons été pendant nos cinq années d'études à Montpellier, aussi bien qu'au cours de nos nombreux remplacements de médecins, nous avons rencontré de nombreuses sympathies et noué de solides amitiés. Par suite, nous avons partout contracté de nombreuses dettes morales.

Certes, nous ne pensons pas nous en acquitter par des mots : nous croyons, en effet, que la parole n'a de valeur qu'autant qu'elle est suivie d'action.

Néanmoins nous sentons qu'en terminant nos études, notre devoir est de rendre un hommage public à tous ceux qui, de loin ou de près, nous ont facilité la tâche.

Non seulement, nous ne nous déroberons pas à ce devoir, mais encore, à le remplir, nous éprouvons une satisfaction légitime, croyons-nous. Que de fois, en effet, dans notre vie d'étudiant ou de médecin, que de fois, dans cette vie faite d'émotions et de soucis à la fois, n'avons-nous pas senti le découragement peser sur nous comme une armure de plomb !

A ces heures de faiblesse, une âme sœur venait nous relever d'une main charitable. Nous étions sauvé et sauvé par l'amitié !

Merci donc à tous ceux qui, partout où nous avons passé, nous ont aimé et compris. Merci à tous nos amis de Montpellier et de Bastia.

.·.

Les douloureuses circonstances que nous venons de traverser ne nous permettent pas d'oublier les marques de sympathie que nous ont témoignées d'une façon si unanime et si spontanée les habitants de notre pays natal, nous avons cité les habitants de Luri.

Quelle que soit notre destinée, nous n'oublierons jamais qu'ils ont su reconnaître et estimer dans celui qui n'est plus l'homme intègre et juste qu'aucune passion, politique ou religieuse, n'a jamais pu entrainer ni à une injustice ni à une méchanceté, si légères fussent-elles

Presque tout l'honneur inhérent à nos études et à leur couronnement revient à celui que nous appellerons volontiers notre second père; nous avons nommé notre oncle François Agostini. Hélas ! plus que jamais cette appellation est de circonstance !

Aussi est-ce avec le plus vif sentiment de reconnaissance que nous dédions particulièrement notre modeste travail à notre oncle et à sa famille.

A notre mère nous offrons, dans ces quelques pages, non pas un travail dont elle puisse tirer vanité, mais un faible hommage à son affection sans bornes et un encouragement moral à supporter avec résignation la triste situation dans laquelle des souvenirs aussi cruels que récents plongent notre famille.

Puisse-t-elle trouver, dans notre thèse, le témoignage toujours présent d'une affection capable non de combler mais d'atténuer le vide fait si cruellement et si brusquement autour d'elle !

.·.

L'idée de notre travail revient entièrement à M. le professeur Forgue, qui a toujours été pour nous plus qu'un maître bienveillant. Nous ne trouvons pas de mots assez expressifs pour dire combien nous avons été touché de l'accueil si aimable qu'il nous a toujours fait aussi bien dans sa clinique que dans son cabinet particulier.

Dans son enseignement théorique, nous ne saurions oublier la grande clarté d'exposition, la finesse rare et la précision incomparable de ses magistrales leçons.

De son enseignement pratique, nous retiendrons le tact qui le caractérise et qui est si précieux en clientèle ainsi que sa méthode d'observation, si rigoureuse et si scientifique que nous aurions voulu nous approprier, si nous avions été de taille à le faire, lors de notre séjour dans son service, comme assistant bénévole.

De notre professeur, M. Jeanbrau, nous conserverons le souvenir reconnaissant et ineffaçable du maître qui nous a toujours encouragé, soutenu et aidé durant le cours de nos études. Et puisque notre cœur le veut, disons-le franchement, pour l'amitié qu'il nous a toujours témoignée les mots ne suffisent plus.

Enfin, qu'il nous soit permis d'adresser à M. le professeur

Rauzier l'expression de toute notre gratitude. Nous ne pouvons mieux faire que de lui dire que nous nous rappellerons toujours avec un vif plaisir les discussions si intéressantes, si fécondes en enseignement pratique, si libérales et si peu officielles, que la salle de ses consultations était toujours trop exiguë pour contenir le grand nombre des auditeurs.

A lui, et à lui seulement, nous devons nos meilleurs principes de pathologie interne.

A M. le professeur Estor nous sommes reconnaissant de nous avoir donné dans son service à l'hôpital Suburbain, d'une façon aussi exacte et aussi consciencieuse, les principes directeurs de chirurgie infantile.

Pour être juste, nous dirons aussi que M. le professeur Léon Imbert a droit à nos remerciements pour les exercices pratiques de chirurgie urinaire qu'il a bien voulu instituer pour nos camarades et pour nous.

CONTRIBUTION A L'ÉTUDE

DU

PROCÉDÉ DE MORESCHI

DANS LA CURE DE L'ULCÈRE VARIQUEUX

INTRODUCTION

Le traitement des ulcères variqueux est encore à trouver : contre cette lésion, dont la pathogénie est complexe et dont l'origine est une lésion veineuse difficile à traiter, la thérapeutique chirurgicale était, jusqu'à ces dernières années, complètement impuissante. Cependant la méthode de Trendelenburg (de Bonn), qui vulgarisa et étendit les indications de la ligature des veines variqueuses, a fait faire un grand pas à ce chapitre de thérapeutique.

Mais si la résection des paquets variqueux, combinée à la ligature étagée de la saphène interne, « cette nourrice des varices », comme le disait Riolan, si cette résection fait cesser rapidement les troubles subjectifs et cicatriser les ulcères, la guérison de ceux-ci ne survient pas toujours définitivement. Excellente dans les cas de grosses varices douloureuses, la méthode échoue souvent lorsqu'il s'agit de malades porteurs de petites varices diffuses ou de vieux ulcères calleux. L'élongation et le hersage du sciatique préconisés par Chipault est une méthode qui n'a pas fait ses preuves d'efficacité et d'innocuité.

Nous avons vu un jour notre maître, M. le professeur Forgue, appliquer dans son service un procédé relativement récent, peu connu encore, et qui a donné, entre les mains de son promoteur, des résultats excellents : c'est le procédé de Moreschi.

Ce procédé consiste dans deux incisions circonférentielles de la jambe incisions allant jusqu'au plan aponévrotique et pratiquées l'une au-dessus et l'autre au-dessous de l'ulcère.

Sur le conseil de M. le professeur Forgue, nous nous sommes intéressé à cette question qui présente pour le praticien un intérêt considérable, à cause de la fréquence des ulcères variqueux et de l'infirmité qu'ils déterminent.

Nous avons recherché à cet effet, dans la littérature française et étrangère, les documents qui ont été publiés sur la méthode de Moreschi. Malheureusement, pour pouvoir apporter des conclusions fermes et précises, il nous eût fallu des observations avec résultat éloigné. Or, bien que cette méthode date de 1891, nous n'avons pu trouver que des statistiques englobant des faits tout récents, et sauf celles qui ont paru dans la thèse de Ch. Durand, faite sous l'inspiration de M. le professeur Reclus, nous n'avons recueilli que des observations publiées très peu de temps après l'opération.

Nous avons donc été réduit à faire une mise au point de la question au point de vue technique et au point de vue des résultats, qui, sans être tous immédiats, ne sont pas des résultats à longue échéance. Nous nous sommes attaché à décrire la méthode de Moreschi et tous les procédés qui en sont dérivés et qui ont été imaginés par Mariani, Reclus etc.

Notre thèse a donc pour but de contribuer à vulgariser une méthode encore peu connue, avec l'espoir que ce que

nous n'avons pu faire au point de vue des résultats éloignés,
d'autres le fassent après nous en réunissant les faits
observés et publiés ultérieurement

Au début, nous voulions donner une note originale à notre
travail en traduisant les documents italiens, en donnant les
résultats obtenus par l'auteur lui-même et ceux qui l'ont
imité. Mais cela nous eût été matériellement impossible —
les chirurgiens d'Italie et de Belgique n'ayant pas cru devoir
répondre à notre appel — si M. Castelli ne nous avait pas
envoyé à la dernière heure la « Clinique chirurgicale de
Milan » et la « Gazette des hôpitaux de Milan ».

Voici donc le plan de notre travail, dans lequel nous sommes heureux de relater les observations italiennes :

1er Chapitre : Classification et historique des procédés de
traitement des ulcères variqueux.

2e Chapitre : Historique et description de la méthode de
Moreschi et des procédés dérivés.

3e Chapitre : Technique.

4e Chapitre : Avantages. Inconvénients et résultats.
Observations.

5e Chapitre : Conclusions.

CHAPITRE PREMIER

Classification des procédés. — Leur historique

CLASSIFICATION. — Rien ne nous autorise, dans la comparaison des divers procédés, à classer ces derniers d'après leur efficacité ou d'après leur complexité.

En effet, *a priori* et à propos de telle ou telle méthode, on ne peut pas dire : « Celle-ci est la bonne, toutes les autres sont condamnables dans le cas particulier ».

Ici comme partout ailleurs, en médecine plutôt qu'en chirurgie il est vrai, on procède un peu par tâtonnements, choisissant tel ou tel *modus faciendi*, selon son tempérament, selon l'inspiration du moment.

Tel, en effet, qui aura superficiellement des varices légères, apparemment peu importantes, peut en avoir de très douloureuses, partant de très gênantes profondément. Le praticien, jugeant de ce qui tombe sous son œil, ne pouvant quelquefois deviner en pareil cas ce qui se trouve au delà, sera tenté d'appliquer le procédé le plus simple. Il appliquera celui-là et c'était le plus compliqué qu'il fallait choisir.

Ainsi tel, que l'on aura opéré par le procédé de Trendelenburg, ne sera souvent définitivement guéri que si l'on pratique sur le membre l'excision complète non seulement de l'ulcère, mais des tissus atteints l'environnant.

Puisqu'il en est ainsi, nous classerons les procédés : en

interventions au niveau de l'ulcère et en interventions à distance.

Les premières, c'est-à-dire les interventions au niveau de l'ulcère, comprennent :

1° L'incision circonférentielle de Dolbeau ;

2° La méthode des scarifications (Vidal) ;

3° La méthode des greffes : épidermiques (Reverdin), dermo-épidermiques (Ollier et Thiersh) ;

4° L'autoplastie (procédé de Poncet).

Les secondes, c'est-à-dire les interventions à distance, comprennent :

1° La ligature ou résection de la saphène interne (Trendelenburg) ;

2° L'élongation des nerfs (Chipault) ;

3° La dissociation fasciculaire du nerf sciatique (Delbet et Gérard-Marchand).

HISTORIQUE. — Un mot d'historique sur chaque procédé est nécessaire, ne fût-ce que pour montrer la genèse des diverses opérations curatrices des ulcères variqueux.

Ce point établi, nous commencerons par dire, après d'autres, que ce qui est décrit sous le nom de procédé de Dolbeau, le professeur de Munich, Nusbaüm, en a réclamé la paternité. Si nous devons remonter aux sources, ni l'un ni l'autre n'est l'auteur du procédé. Celui qui le premier, et comme par hasard, inventa ce nouveau traitement fut un praticien anglais du nom de Gay.

En 1853, celui-ci était, un jour, en présence d'un homme porteur d'un ulcère variqueux. Cet homme souffrait tellement qu'il réclamait l'amputation. Gay ne voulut pas agir aussi radicalement. Il fit simplement une incision en fer à cheval autour de l'ulcère, et son malade s'en trouva bien.

En 1862 seulement, Dolbeau essaya de circonscrire entièrement l'ulcère. Par ce procédé, on obtient une action double et simultanée :

1° Une action libératrice par déplétion du système veineux.

2° Une action vitale obtenue, pour ainsi dire, par le curettage des parties malades.

Méthode des scarifications — Déjà préconisée par Galien dans son traité de la méthode (Livre IV, chapitre II), elle était recommandée par Ambroise Paré en 1580. Seulement ce dernier considérait la méthode, non comme curatrice mais comme adjuvante. Il disait que, si « les callosités estant si dures, les remèdes ne puissent faire leur opération, faudrait premièrement les scarifier ou bien les couper de tout, afin de donner prise aux médicaments et ce jusques au vif. »

Vidal seulement a montré qu'à elles seules les scarifications constituent un traitement curateur des varices.

Méthode des greffes. — Celle-ci a été inaugurée par Reverdin, puisque, chez les anciens, rien, semble-t-il, ne montre qu'ils aient eu l'idée d'employer cette méthode. Ollier, Poncet suivirent Reverdin. Ce dernier essaya la greffe épidermique ; les deux premiers avaient tenté la greffe dermo-épidermique.

Désormais les deux méthodes ont acquis leur droit de cité dans le domaine scientifique.

Autoplastie. — Ce n'est pas l'endroit ici de décrire les méthodes hindoue, italienne et française. Nous dirons simplement que Celse et Tagliacozzi semblent être les premiers à avoir utilisé ce moyen. Hofmokl, de Vienne, d'abord, puis longtemps après, Poncet et Berger en 1888 les suivirent dans cette voie.

Ligature ou résection de la saphène interne. — (Procédé de Trendelenburg. — Pratiquée dès la plus haute antiquité, la ligature de la saphène interne n'a été reprise et acceptée en chirurgie que de nos jours. Les résultats obtenus par Trendelenburg n'ont été publiés qu'en 1870 dans son mémoire intitulé: « De la ligature de la grande veine saphène dans le traitement des varices des jambes. »

J.-L. Petit, Berge, en France, puis Everard Home, en Angleterre, en 1799, appliquèrent cette méthode à la cure des ulcères variqueux.

Plus tard, avec l'antisepsie, la ligature de la saphène devint une opération courante en chirurgie. Lucas Championnière lia la saphène interne en 1875; Schwartz, cité par Charade dans sa thèse de 1890, obtint, paraît-il, la guérison d'un ulcère par ce procédé.

Élongation des nerfs (opération de Chipault). — L'opération de Chipault a été faite bien avant lui. En effet, en 1858, Harless et Haber étudièrent les phénomènes produits par l'élongation d'un nerf sur le territoire de ce dernier.

En 1873, Nusbaüm, de Munich, pratiqua l'élongation pour ulcère variqueux. Mais avec Chipault, avec Gérard Marchand, Paul Delbet et Bardesco, l'opération se vulgarisa dans le monde scientifique moderne et fut employée et contre le mal perforant plantaire et contre les varices.

Dissociation fasciculaire du nerf sciatique. — La neurothripsie ou hersage, comme on l'a encore appelée, fut d'abord dirigée contre la sciatique rebelle des variqueux. Delagenière, en 1895, voulait débarrasser un malade de la

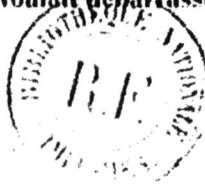

2

sciatique, pensant que celle-ci était due à la compression du nerf par des dilatations variqueuses. Une fois celui-ci découvert, il ne rencontra pas de varices pouvant le comprimer extérieurement. Il chercha alors, en dissociant les filets du nerf, à voir s'il n'y avait pas de dilatations intra-nerveuses. Il n'en trouva pas.

Le cas de Gérard Marchand, qui intervint sur un malade, pour la même cause, est identique. Le résultat de ses recherches fut le même. Pas plus que Delagenière, il ne trouva de dilatations veineuses.

Pour les malades de l'un et de l'autre, la guérison s'en suivit. Dès lors, le procédé était né. Il fut plus tard appliqué par Gérard Marchand et par tant d'autres à la cure du mal perforant plantaire. Delbet l'appliqua à son tour à la cure des varices.

CHAPITRE II

Historique de la méthode de Moreschi

Le chirurgien italien, après avoir essayé, mais sans résultat durable, sur tous les malades porteurs d'ulcères variqueux, tous les procédés connus, imagina, en 1894, une nouvelle méthode.

Il trouva qu'une seule condition de succès était commune à tous les traitements : c'est le repos horizontal, le pied plus élevé que le reste du membre. Il trouva encore, avec d'autres et non peut-être sans un certain degré d'exagération, que c'était presque la seule chose qui réussissait dans tous les traitements expérimentés. Cette condition de succès, il la jugea insuffisante dans les moyens employés jusqu'à ce jour.

Pour lui, la ligature de la saphène interne amenait un abaissement de pression trop faible pour que la récidive fît presque immédiatement suite à la reprise de la vie normale. Pour lui encore, les greffes ne pouvaient conserver leur vitalité qu'autant que la circulation veineuse était modifiée et totalement modifiée.

S'attaquer à une seule veine et même à plusieurs superficiellement, c'était pour lui un moyen illusoire. Aussi imagina-t-il de circonscrire entièrement le membre et d'attaquer à la fois veines superficielles et veines profondes.

Mariani, en Italie, Reclus, Mauclaire, Delbet et Forgue, en France, qui le suivirent dans cette voie, modifièrent le procédé opératoire. Nous verrons comment dans la technique.

CHAPITRE III

Technique

Après anesthésie générale ou locale, mais générale le plus souvent, l'auteur procède de la façon suivante :

1° Incision circulaire de tout le membre à 3 ou 4 centimètres au-dessus de l'ulcère jusqu'au plan aponévrotique ;

2° Incision circulaire de tout le membre également jusqu'au plan aponévrotique, à 2 ou 3 centimètres au-dessous de l'ulcère. A noter, en passant, que celui-ci se trouve quelquefois, par son bord inférieur, à quelques millimètres à peine au dessus des malléoles ;

3° Excision de tous les tissus malades compris entre les deux incisions et résection, entre deux ligatures, de toutes les veines et de tous les nerfs se présentant au cours de l'opération;

4° Une fois sur l'aponévrose, Moreschi pratique des boutonnières au niveau des veines, tibiale antérieure, tibiale postérieure et péronière. S'il trouve ces dernières variqueusement dilatées, il les lie :

5° Pansement et suture.

Enfin, et cela arrive assez souvent, dans le cas où les ulcères siègent non seulement à la jambe, mais encore à la cuisse, le chirurgien italien pratique les mêmes incisions circulaires sur ce segment du membre inférieur.

Modifications

Modification Mariani. — Celui-ci, après avoir essayé l'opération de Moreschi, lui trouva plusieurs inconvénients post-opératoires. Il remarqua dans trois cas, qui cependant avaient réussi :

1° Un œdème persistant du cou-de-pied ;

2° Dans certains cas où l'ulcère descend trop bas, il trouva de la difficulté à pratiquer l'opération et observa une fois, après l'intervention, du sphacèle du cou-de-pied.

Pour ces raisons et pour d'autres que nous énumérons à la discussion, il modifia le procédé et ne pratiqua plus que l'incision supérieure seulement.

Modification Delbet. — Celui-ci pour éviter la rétraction cicatricielle pratique : 1° une incision demi-circulaire en avant du membre et à sa partie supérieure ; 2° une incision demi-circulaire en arrière et à la même hauteur. Enfin il réunit ces deux incisions par une troisième en V.

Modification Mauclaire. — Pour éviter le même inconvénient, ce dernier pratique une incision sinueuse ou incision en guirlande comme il l'appelle. En parlant de la méthode de Moreschi, l'auteur dit que c'est une méthode « combinante » et il qualifie la sienne « d'ultra-combinante. »

Modification Reclus. — Peut-être dans la même intention ou dans une autre que nous ignorons, l'auteur pratique une incision à la partie la plus élevée du mollet, juste au niveau de la jarretière. C'est pour cela qu'on l'a appelée l'incision en jarretière.

CHAPITRE IV

Avantages, Inconvénients et Résultats

Sans partager l'enthousiasme, jusqu'à un certain point légitime, de l'auteur de la méthode, on peut dire que ce nouveau procédé donne des résultats là où les autres méthodes avaient échoué.

A l'appui de ces faits, nous citerons l'observation de Turazza, qui n'est pas la seule puisque l'opération a réussi au même auteur dans deux cas semblables. Toujours dans le même but, nous citerons encore les observations de Mariani comme les plus probantes.

Si nous nous en rapportons au Dr Vince de Bruxelles, les avantages en seraient nombreux :

« Dans les sept cas qui ont été opérés jusqu'à ce jour, dans le service de M. Depage, dit cet auteur, nous avons obtenu des résultats immédiats excellents : suppression de toute douleur, disparition complète des varices au bout d'une quinzaine de jours, la station debout prolongée ne les faisant pas reparaître.

» La cicatrisation des ulcères est très favorablement influencée par cette opération. Des ulcères complètement atoniques se couvrent de bourgeons au bout de quatre à cinq jours, et la cicatrisation se poursuit rapidement sans le secours d'aucun traitement local.

» Pendant les dix ou douze premiers jours où le malade se lève, on note vers le soir de l'œdème. Cet œdème va en diminuant et finit par disparaître. »

Bien plus, et pour passer à un autre ordre d'idées, nous devons ajouter que les objections que l'on pouvait faire, avec Verneuil, au procédé de Trendelenburg, à savoir qu'on ne pouvait, par ce moyen, agir sur les veines profondes, ne peuvent pas être faites au procédé de Moreschi.

En effet, celui-ci, comme nous l'avons déjà dit, perfore l'aponévrose au niveau de la tibiale postérieure et de la péronière, lie les veines variqueuses s'il y en a, et les réséque même entre deux ligatures s'il y a lieu.

Évidemment, on peut nous objecter qu'il y a plus que la tibiale postérieure et la péronière comme veines profondes. Mais nous savons que, parmi les veines profondes, la dilatation n'affecte que rarement les veines plantaires, poplitées, fémorales et presque jamais les tibiales antérieures. Elle est très fréquente au contraire dans les péronières et les tibiales postérieures.

Par le procédé de Moreschi, on lie donc toutes les veines généralement atteintes. Celles qu'on ne lie pas sont celles qui ne sont pas dilatées. Dès lors, nous pouvons dire sans exagération que, théoriquement du moins, la cure des varices par l'incision circonférentielle répond à la réparation, que l'on désire, des lésions même les plus compliquées des varices du membre inférieur. De la sorte, et à ce point de vue seulement, elle mérite bien le nom de cure radicale.

Seulement, comme à propos de hernie et pour expliquer certains cas de récidive et certains cas seulement, abstraction faite de l'habileté du chirurgien, la cure n'est radicale qu'autant que les tissus environnant les veines sont encore d'une vitalité satisfaisante.

Évidemment, de même que dans la cure de la hernie, la

réfection de la paroi postérieure n'a de valeur et de durée qu'autant que la paroi elle-même présente un certain degré de tonicité, de même dans la cure des varices, les voies profondes de la circulation en retour, les seules respectées d'ailleurs par l'opération, ne rempliront bien leur rôle qu'à la condition que les tissus environnants ne soient pas dans un état de dégénérescence ou d'atonie trop avancée.

D'ailleurs, ce défaut de vitalité tient souvent à l'état général du sujet. Or, rien jusqu'à présent du moins, ne nous fait entrevoir une ère dans laquelle la science pourra fructueusement combattre ce que l'on est convenu d'appeler, sans trop savoir ce que c'est, une dyscrasie, un état général.

Mais, à côté de ces récidives qu'aucune opération, même la plus parfaite, ne saurait empêcher, il existe de nombreux inconvénients et non des moindres à cette méthode.

D'abord, et ceci mérite toujours d'être considéré en chirurgie, elle ne procède pas par moindre délabrement. Tant s'en faut !

Ensuite, et ceci a sa valeur au point de vue de la récidive, cette opération laisse persister à la racine de la cuisse, un *circulus viciosus* entre la fémorale et la saphène interne. En effet, ce *circulus* persiste en cet endroit en raison de l'insuffisance des valvules et d'après le principe des vases communiquants.

Il est vrai qu'on peut obvier à cet inconvénient en pratiquant, comme l'ont proposé Mariani et Depage, la ligature de la saphène à son abouchement dans la fémorale.

En outre, on a signalé les retards de cicatrisation considérables comme le prouve si bien l'observation recueillie et publiée par M. Desguin dans le journal de chirurgie belge. Mariani a signalé encore — et c'est pour cela du reste que cet auteur pratique l'incision supérieure seulement. —

Mariani a signalé, disons-nous, un œdème persistant du cou-de-pied, quelquefois des adhérences tendineuses dues à la cicatrice empêchant les extenseurs du pied de fonctionner, et quelquefois aussi l'impossibilité de pratiquer l'incision inférieure parce que l'ulcère descend plus bas que les malléoles.

Les résultats ne sont donc pas aussi brillants que pouvaient le faire prévoir les principes de la méthode. Pour mettre les choses au point et donner une idée précise de la valeur du procédé, nous rapporterons ici même la statistique de Cternesi portant sur 22 cas opérés exclusivement par la méthode de Moreschi et se répartissant ainsi qu'il suit :

Tavecchi.....	8 cas	2 guérisons	6 récidives	o mort
Pitzorno....	5 —	4 —	o —	1 —
Ruini..	4 —	3 —	1 —	o —
Mariani......	3 —	3 —	o —	o —
Mugnai... ...	2 —	o —	2 —	o —
Total ...	22 cas	12 guérisons	9 récidives	1 mort

Comme on le voit, la récidive se produit presque dans la moitié des cas. Et certes, dans les 9 cas rapportés, on ne peut uniquement incriminer l'état général dont nous avons parlé.

Pitzorno a consigné, comme nous l'avons vu dans la statistique un cas de mort due à une embolie pulmonaire. Pour prévenir ce fatal accident, il propose avec le docteur Vince, de Bruxelles, la ligature de la saphène au-dessous de la fossette ovale.

OBSERVATIONS

Observation de Turazza

(Excellent résultat. *Semaine médicale*, janvier 1898)

M. Turazza a employé le procédé de Moreschi en plusieurs cas. Comme exemple, voici le plus caractéristique :

« Il s'agissait d'une femme de 43 ans, robuste, portant, depuis des années, un ulcère variqueux à la jambe gauche, que nul traitement n'avait jamais réussi à guérir et qui, à peine s'était-il recouvert d'une mince pellicule cutanée, se reproduisait et s'agrandissait. Une intervention fut consentie.

M. Turazza, après avoir endormi la malade et appliqué la bande d'Esmarck, fit, à 3 centimètres au-dessous de l'ulcère et à 4 centimètres au-dessus, deux incisions circulaires de la peau, allant à fond jusqu'à l'aponévrose. La plaie inférieure présenta neuf veines, la supérieure dix veines à pincer et à lier. La bande élastique enlevée, faible hémorragie. Suture, pansement, compression légère, position élevée du membre. Quelques jours après l'opération, l'ulcère se couvrait déjà de belles granulations qui, en un mois, aboutirent à une guérison parfaite et durable. Il est à noter qu'il n'y eut, à aucun moment, ni œdème, ni troubles vasculaires, ni altération de la sensibilité ; bien plus, les rugosités et la couleur foncée des téguments firent place à une peau normale.

Trois observations de Mariani

Incision circulaire double (procédé de Moreschi).

Gazette des hôpitaux de Milan, Rome, Florence, etc.
Tous les malades de Mariani ont été opérés à l'hôpital de Saint-André
(*Massa Marilima*).

OBSERVATION I. — Albert Giovannini, âgé de 79 ans, de Castelnuovo Val di Cecina (Pise). Riche propriétaire. Plaies et varices. Opéré à la Moreschi le 7 juillet 1899.

Anesthésie locale par injections hypodermiques de cocaïne. Guérison complète qui dure toujours.

Le malade présenta consécutivement à l'opération de l'œdème persistant du pied, œdème qui dura quelques mois et qui céda ensuite au massage et aux pansements compressifs.

OBSERVATION II. — Galli Narcisa, 39 ans, de Montieri (Grosseto), ménagère. Plaies et varices. Opération Moreschi, faite sous le chloroforme le 1er août 1899. Au niveau de la cicatrice sus-malléolaire, une ulcération cutanée persista pendant 5 ou 6 mois. Cette ulcération occasionnait des douleurs à la femme et lui rendait la marche pénible. Durant tout ce temps il y eut également un léger œdème du pied.

Aujourd'hui la femme est totalement guérie ; elle se plaint seulement de temps en temps de quelques douleurs pénétrantes au niveau des malléoles.

OBSERVATION III. — Maccianti Paul, 57 ans, né à Scarbino (Grosseto), fermier. Plaies et varices. Opéré à la Moreschi sous le chloroforme le 8 janvier 1900. Nous avons eu dans ce cas un sphacèle étendu autour de la cicatrice cutanée

inférieure, particulièrement en avant. A cet endroit restent
à découvert les tendons extenseurs, sur un léger trajet.

Après un séjour hospitalier de trois mois environ, on ren-
voie le malade chez lui, la plaie dans un état de cicatrisation
presque complète accompagnée d'un fort œdème du pied.

Aujourd'hui la guérison des plaies et des varices est complète, mais les tendons extenseurs sont demeurés adhérents
à une cicatrice qui limite ainsi leurs fonctions. Pour cette
raison, l'opéré marche aujourd'hui avec difficulté.

Trois observations de Mariani

(Incision circulaire unique). (*Gazette des hôpitaux de Milan*, etc.)

OBSERVATION I. — Rucci Félix, 61 ans, né à Pitiliano
(Grosseto), régisseur de propriétés. Plaies et varices multiples
à la jambe gauche. Chloroformisation, opération le 3 mars
1900 par l'incision circulaire unique. Guérison rapide. Il
persista un léger œdème à la jambe dans les premiers jours
de la reprise de la vie normale. Cet œdème disparut presque
aussitôt. L'opéré, bien qu'il soit obligé de par sa profession,
de marcher à pied et de monter à cheval toute la journée,
se porte encore aujourd'hui très bien.

OBSERVATION II. — Grazzi Ange, 27 ans, né à Cecina (Pise),
employé au chemin de fer. Plaies et varices à la jambe gauche.
Pour raisons de service, il dut subir une visite médicale
et accepter l'opération. Chloroformisation. Incision unique
le soir du 7 juin 1900. Guérison complète et très rapide.
Après deux mois il a repris son service. Il n'a jamais pré-
senté d'œdème et n'en présente pas aujourd'hui. En somme,
résultat parfait.

OBSERVATION III. — Benini Marie, 35 ans, née à Massa Maritima, aubergiste. Varices énormes à la jambe gauche avec quelques plaies. Tout le membre inférieur est bleuâtre, énormément enflé et plein de veines en mauvais état et très douloureuses. Cette femme est obèse ; Il y a trois ans, elle fut opérée à l'autre jambe pour varices, par le procédé de Trendelenburg Madelung. La cure a été radicale. Aujourd'hui elle demeure encore parfaitement guérie de la jambe droite. Elle a été opérée à gauche par incision circulaire unique, le soir du 27 août 1900, sous chloroformisation. Guérison complète et rapide sans œdème ni douleurs. Le membre a l'aspect absolument normal. La femme se porte très bien, quoique sa profession l'oblige à rester debout toute la journée.

Observations du service de M. Reclus
(Ch. Durand) (Procédé de Mariani)

OBSERVATION I (bon résultat). — Femme âgée de 37 ans, blanchisseuse, opérée par M. Duval, interne du service, pour un ulcère de la jambe droite, de l'étendue d'une paume de main.

On avait essayé sur cette plaie de tous les topiques.

Trois jours après l'opération, amélioration très sensible.

Guérison complète le quatrième jour.

OBSERVATION II (bon résultat) — Homme de 72 ans, porteur de trois ulcères à la jambe droite. Opération à la cocaïne localisée, le 20 septembre par M. Kendirdjy, interne du service.

Pansements des plaies à la gaze stérilisée.

Guérison totale et en masse en huit jours.

Le malade quitte l'hôpital le 28 septembre.

OBSERVATION III (résultat médiocre). — Femme âgée de 50 ans, opérée par M. Kendirdjy.

L'ulcère de la jambe droite, ayant près de 8 centimètres de hauteur sur 6 centimètres de largeur. Soignée pendant très longtemps avec divers topiques. Amélioration très réelle le dixième jour après l'opération. La malade quitte l'hôpital à ce moment avec un ulcère considérablement diminué, mais non entièrement guérie. Revue le 7 octobre, l'ulcération n'a pas changé. La malade a vaqué à ses occupations. Mais cette malade est revenue ces temps derniers, avec un ulcère ayant repris ses dimensions primitives.

OBSERVATION IV (résultat médiocre). — Femme âgée de 45 ans, syphilitique, présentant à la jambe gauche un ulcère datant de quinze ans.

Tous les topiques ont été employés. Greffes de Thiersch, il y a trois ans, par M. Faure. Récidive il y a deux ans. Opération le 28 août par M. Kendirdjy ; amélioration réelle, mais pas très rapide. L'opération ayant été faite à la cocaïne lombaire, on en a profité pour gratter l'ulcère.

OBSERVATION V (résultat médiocre). — Blanchisseuse de 59 ans, n'ayant jamais eu d'autre affection que des varices qui ont débuté vers 37 ans, c'est-à-dire il y a 22 ans. Les ulcères ont débuté il y a 8 ou 9 ans. A son entrée on observe des varices assez volumineuses à la face interne de chaque cuisse, des varicosités nombreuses aux jambes, dont les faces cutanées internes surtout sont altérées et pigmentées.

A la jambe droite, en dedans, au-dessus de la malléole, volumineux ulcère d'environ 12 centimètres de longueur sur 6 centimètres de large, à fond sanieux, rougeâtre, avec traînées blanchâtres, à bords déchiquetés, polycycliques, violacés.

En dehors et sur la même jambe, ulcère circulaire, poli-
cyclique, de l'étendue d'une pièce de 5 francs, situé à 9 centimètres au-dessus de la malléole.

A la jambe gauche et en dedans, à deux travers de doigt
au-dessus de la malléole, ulcère volumineux de 10 centimètres de long sur 7 de large, à fond sanieux, creusé, rougeâtre
avec traînées blanchâtres, plus profond qu'à droite, à bords
déchiquetés, polycycliques, violacés.

Quoique le siège de ces ulcères et leur aspect fassent son-
ger à des ulcères mixtes, l'interrogatoire de la malade ne
décèle aucune trace de spécificité. Néanmoins, depuis son
entrée, elle est mise au traitement ioduré. Les ulcères sont
traités par des applications de Vigo et elle est condamnée au
repos horizontal.

Au bout de 17 jours, mieux considérable.

A la jambe droite, le petit ulcère externe n'atteint plus
que les dimensions d'une pièce de 2 francs, l'interne ne
mesure que neuf à dix centimètres de long sur cinq et demi
à six de large.

La malade est ensuite lavée trois fois à l'eau oxygénée et,
pour hâter la cicatrisation, on se décide à opérer la jambe
gauche.

Opération le 14 octobre 1900 par l'incision circulaire de
Mariani. Cocaïnisation, seize seringues de Pravaz, c'est-à-
dire seize centigrammes de cocaïne à un pour cent Incision circulaire de la peau, du tissu cellulaire sous-
cutané, des vaisseaux jusqu'à l'aponévrose, à trois travers
de doigt au-dessous de l'extrémité inférieure de la rotule.
Suture (23 points) cutanée aux crins. Pansement sec sur les
sutures et l'ulcère. Ouaté compressif de l'extrémité du pied
au genou. La malade dans son lit est placée la jambe opérée
élevée un peu au-dessus du plan du lit.

Les progrès de la réparation ont été lents.

La pommade ayant paru irriter quelque peu la plaie, il a été fait des pansements humides à l'eau stérilisée qui ont modifié rapidement la surface de l'ulcère.

Malheureusement, lorsque la perte de substance atteignit une diminution de moitié, le processus de cicatrisation s'est arrêté net et la malade est encore aujourd'hui dans le service de M. Reclus.

Elle présente en outre un peu d'œdème de la jambe opérée.

Observation due à M. Mouchet

(Ch. Dranno). Prise dans le service de M. Le Dentu. Bon résultat opératoire par le procédé de Mariani.

Homme de 50 ans, journalier, maigre et athéromateux. A eu une attaque de rhumatisme avec hydarthrose du genou en 1889.

A cette époque, un ulcère variqueux a débuté à la jambe droite, qui, à trois ou quatre reprises différentes, s'est guéri par le repos et a récidivé.

Le malade entre le 6 décembre 1901 à l'hôpital Necker, salle Malgaigne.

La jambe gauche ne présente pas de varices superficielles.

A la jambe droite, et à sa face interne, on constate un ulcère de forme allongée suivant le grand axe du membre et terminé en haut et en bas par deux parties plus étroites, de trois centimètres de long chacune. La longueur totale de la perte de substance est de onze centimètres; la largeur de trois centimètres.

Pansements à l'eau bouillie.

Le 10 décembre, M. Le Dentu pratique l'incision circonfé-

3

rentielle en jarretière, jusqu'à l'aponévrose (toutes les veines sont liées, sauf la saphène externe).

Suture en surjet à soie fine. Pansement à la gaze iodoformée sur l'ulcère.

Le 12 décembre, le pansement est enlevé; suintement séreux abondant. Erythème iodoformé sur toute la jambe, s'arrêtant à deux doigts de la plaie opératoire, qu'on ne découvre pas. Epidermisation complète de la partie moyenne la plus large de l'ulcère, sur une longueur de 6 centimètres et une largeur de trois.

Il ne reste que les deux extrémités supérieure et inférieure, plus étroites, qui ne sont pas cicatrisées, mais dont l'aspect cependant est moins blafard et qui présentent de bons bourgeons. Pansement sec à l'oxyde de zinc, enlevé le lendemain et remplacé par un pansement humide (eau bouillie).

Le 15 décembre, nouveau pansement, à la gaze stérilisée, le prolongement étroit inférieur est épidermisé.

Le 18 décembre 1901, tout l'ulcère est cicatrisé.

Observation de M. Paul Delbet

(Ch. Dubaud)

(Opération pour douleurs au niveau d'un ulcère cicatrisé)
(Procédé Moreschi)

M. K... Edouard, âgé de 43 ans, tonnelier, demeurant 11, rue de l'Union, à Aubervilliers, ne présente aucun antécédent héréditaire digne d'être relaté. Il est d'une forte constitution, non chargé de graisse. Exposé par sa profession à de nombreuses contusions, il leur attribue l'origine de deux ulcères qu'il porte à la face interne des jambes.

Ces ulcères ont débuté, il y a environ sept ans, par de petites excoriations superficielles. Ils ont été soignés à diverses reprises par des topiques; mais, s'ils guérissent vite, ils récidivent avec une remarquable facilité.

Depuis 7 à 8 mois, ils sont devenus en outre, très douloureux: sensations de brûlures, qui lui rendent la vie très pénible et qui persistent bien que ces ulcères soient cicatrisés.

Aussi le malade va consulter à Saint-Louis, d'où on l'envoie à Necker le 21 octobre 1900

A l'examen, il présente, sur la face interne de la jambe gauche, une plaque de 12 cent. de long sur 8 cent. de large, commençant à 3 travers de doigt de la base des malléoles et s'étendant presque jusqu'à la partie supérieure du mollet. Cette plaque présente une teinte brun foncé. A son niveau, les téguments sont réduits à l'état de pellicules, et il existe quelques débris épidermiques se soulevant aisément ; les poils ont disparu. Cette plaque n'est pas ulcérée, elle est purement cicatricielle et cependant le malade souffre beaucoup. La sensibilité thermique n'a pas été recherchée.

La veine saphène interne est dilatée et ses valvules sont insuffisantes. Mais il n'existe pas, en somme, de grosses varices, pas de douleur à la pression le long du sciatique.

Dans ces conditions, M. Paul Delbet estime que l'état des veines passe au second plan et que le processus névritique doit être surtout invoqué pour expliquer l'état douloureux du membre.

Comme, d'autre part, il n'y a aucune modification dans le territoire du sciatique, il est évident que ce sont surtout les nerfs cutanés qu'il faut mettre en cause.

Dans ce cas, l'opération de Moreschi paraît tout indiquée.

Ajoutons que la jambe droite présente des lésions analogues, moins accentuées et moins étendues.

Opération le 29 octobre. Incision circulaire avec encoches, ligature des veines, réunion avec crins pour les angles et agrafes de Martin pour la circonférence.

Le lendemain de l'opération, les douleurs ont complètement disparu.

Réunion par première intention. Le malade sort le 25, plei-nement satisfait, n'ayant plus aucune douleur, marchant plus facilement.

Observations de M. Mauclaire

(Ch. Durand)

OBSERVATION I. (M. MAUCLAIRE). — Ulcère variqueux traité : 1° par l'incision circulaire de Moreschi au niveau du mollet. 2° par la circonvallation de l'ulcère. 3° par la ligature en étages de la saphène. (Bon résultat immédiat).

Cuisinière âgée de 33 ans, entrée le 1ᵉʳ novembre, salle Notre-Dame, à l'Hôtel-Dieu. Cette femme présente des varices depuis très longtemps.

C'est depuis un an qu'à droite et à gauche, à la face interne de la jambe, sont survenus des ulcères, qui ne pré-sentèrent aucune tendance à la guérison.

Actuellement, à droite, l'ulcère est plus étendu qu'à gau-che ; il a 10 centimètres de hauteur sur 6 centimètres de largeur. Il est bleuâtre à bords non taillés à pic ; sécrétion assez abondante. Altérations cutanées au pourtour.

Varices sur le trajet de la saphène interne. Varices pro-fondes.

A gauche, symétriquement, existent quatre petites ulcéra-tions de la largeur d'une pièce de 2 francs et qui ont une tendance à se rejoindre. Varices de la saphène interne.

Le 11 novembre. Traitement opératoire de l'ulcère le plus étendu. Incision circulaire de Moreschi au niveau du mollet.

Circonvallation de l'ulcère. Ligatures étagées de la saphène interne.

Les ulcères du côté opposé sont traités par de simples pansements, pour faire la comparaison.

Très rapidement, l'ulcère s'améliore.

Un mois après (15 décembre), c'est à peine si, au centre de l'ancien ulcère, il existe encore une exulcération.

Du côté opposé, par le repos au lit, les ulcérations se sont cicatrisées.

En somme, il faudra revoir ultérieurement cette malade pour savoir si la récidive du côté opéré survient et dans quelle étendue, par rapport à l'ulcère qui a été traité par le simple repos au lit.

OBSERVATION II (Ch. DURAND, MAUCLAIRE et GODINEAU. — Ulcère variqueux traité : 1° par l'incision circonférentielle de MORESCHI, au niveau du mollet ; 2° par la circonvallation ; 3° par ligature en étages de la saphène interne (Bon résultat).

Femme âgée de 59 ans, entre à l'hôpital Necker, salle Lenoir, le 29 août 1901 pour un ulcère variqueux de la jambe gauche. Cet ulcère date de quelques années.

Actuellement, il présente une hauteur de 10 centimètres et une largeur de 7 à 8 centimètres environ. Il est donc ovalaire, à grand axe vertical et répond à l'union du quart inférieur avec les trois quarts supérieurs de la jambe. Lésions classiques de la peau au pourtour de l'ulcère. Les veines saphènes externe et interne portent des dilatations variqueuses. On note les troubles fonctionnels caractéristiques des varices profondes (crampes, œdème, etc.).

De par sa profession, la malade est toujours obligée de se tenir debout dans la journée.

M. Mauclaire fait pratiquer l'opération par M. Godineau, interne du service.

1° Incision circonférentielle de la peau et du tissu cellulaire sous-cutané jusqu'à l'aponévrose et au niveau de la jarretière ;

2° Sections et ligatures de la saphène interne au-dessus
du genou et à son embouchure;

3° Circonvallation de l'ulcère.

Dès les jours suivants, l'amélioration de l'ulcère est très
grande.

Deux mois après, la guérison est complète.

Deux mois encore après, la malade est revue; la guérison
est maintenue.

OBSERVATION III (Ch. DURAND, MARCLAIRE). — Ulcère cicatriciel et
trophique de la région du mollet à la suite d'une blessure. Pas
d'amélioration malgré le repos au lit et les pansements. Incision
de MORESCHI, ligature des saphènes et circonvallation de l'ulcère
(Résultat médiocre),

Homme de 51 ans. Entre le 22 juillet à l'hôpital Necker,
dans la salle Malgaigne, pour un ulcère de la face postérieure de la jambe, au niveau du mollet. Cette ulcération
s'était produite sur une cicatrice consécutive à une blessure
reçue en 1870, blessure qui avait été très longue à guérir.

Actuellement, l'ulcération, reparue depuis plusieurs mois,
n'a aucune tendance à guérir, malgré le repos au lit et les
pansements aseptiques.

Elle est rougeâtre, à bords taillés assez à pic. Au pourtour, la peau est cicatricielle, peu sensible. L'ulcère n'est pas
douloureux. Quelques varices sur le trajet de la saphène
interne. Pas de syphilis. On propose au malade le traitement
opératoire de l'ulcère.

Le 24 août, nous pratiquons : 1° l'incision circonférentielle de Moreschi au niveau du mollet; 2° la circonvallation
de l'ulcère; 3° la ligature en étages de la saphène interne.

Les jours suivants, l'ulcération parut plutôt s'agrandir;
puis elle revint à ses dimensions premières. Peu à peu, par

le repos au lit, la cicatrisation survint très lentement. Le résultat de l'opération peut donc être regardé comme médiocre, sinon nul.

OBSERVATION IV. — (Ch. DURAND, M. MACCLAIRE). — (l'on résultat), Ulcère variqueux traité par l'incision circulaire Moreschi.

Homme de 56 ans, entré à l'hôpital Necker, salle Malgaigne, le 16 juillet 1901.

Il exerce la profession de marchand de paniers.

Histoire de la maladie : dès l'âge de 25 à 30 ans, varices des deux jambes, peu volumineuses. Il était alors démolisseur et obligé de porter des bas-varices.

Vers 1875, un petit furoncle apparaissait au tiers inférieur et interne de la jambe droite; le prurit était intense. Le malade se gratta, l'épiderme fut enlevé et un ulcère se constitua peu à peu. La perte de substance fut peu considérable, l'impotence fonctionnelle fut nulle et la gêne peu grande. Des pansements humides vinrent à bout de l'ulcère en un an.

Deux ans après, un second ulcère, identique au premier comme siège et comme évolution, mais cependant plus étendu, apparut et guérit grâce aux pansements boriqués.

Quatre ans plus tard, nouvel ulcère vers 1892, qui disparut dans les premiers mois de 1893.

Nouvelle récidive en 1896. Depuis, jamais l'ulcère ne s'est cicatrisé.

Il est de dimensions considérables, la gêne devient grande, quoique la plaie ne soit pas fort douloureuse. Le malade entre à l'Hôtel-Dieu, où l'on tente, en août 1900, de lui faire des greffes de Thiersch. Ce mode de traitement échoue.

Le 16 juillet 1901, le malade entre à Necker.

Examen. — Ulcère considérable occupant les deux tiers inférieurs de la jambe droite. Les bords sont taillés à pic, déchiquetés dans leur contour, ils ne sont pas le siège d'une inflammation considérable. Le fond est grisâtre avec des saillies ecchymotiques et des dépressions pleines d'une matière pultacée. Cette surface est baignée d'une substance ichoreuse, peu abondante et dégageant une odeur nauséabonde.

L'épiderme environnant est épaissi. Sa surface est glabre sur 1 ou 2 centimètres de large. Plus loin, les poils sont hypertrophiés. Les téguments sont gris bleuâtre et semblent avoir perdu leur élasticité. Les ongles des orteils sont rugueux. Le pourtour de l'ulcère n'est pas le siège de troubles de la thermosensibilité. La diaphyse tibiale paraît augmentée de volume. Il y a engorgement des ganglions inguinaux externes correspondants, mais ils sont indolents. Un peu d'œdème du pied.

Le membre inférieur gauche est le siège de varices peu développées ; les téguments en sont pigmentés et brunâtres. L'état général du sujet est bon. Un peu d'emphysème pulmonaire. Un peu de sclérose artérielle. Pas d'antécédents syphilitiques.

19 juillet. — Rachicocaïnisation. Incision circulaire à un travers de doigt au-dessus de l'ulcère. Celui-ci est détergé à la curette. Pansement iodoformé.

5 août. — Liséré cicatriciel apparaît. L'ulcère se comble fort vite.

Vers la fin d'août, élévation de température due à une poussée de lymphangite.

Le 28 octobre, le malade sort de l'hôpital avec son ulcère complètement cicatrisé.

Observation de M. Desguin

Rapportée par l'auteur dans le « *Journal de chirurgie belge* » montrant l'inefficacité de tous les traitements essayés dans le cas particulier, y compris la méthode de Moreschi.

Femme de 37 ans. Un enfant, dix ans auparavant. Depuis cette époque, douleurs dans le membre inférieur gauche.

Ces douleurs ont, paraît-il, toujours été attribuées à un état variqueux. Il y a eu, à plusieurs reprises, vers le milieu de la face externe de la jambe, un petit ulcère très superficiel, saignant facilement, n'ayant jamais atteint 2 centimètres de rayon, très douloureux.

Divers médecins ont obtenu la guérison de l'ulcère, mais ce dernier reparaissait à la moindre fatigue.

Je vis la personne pour la première fois au mois de février 1900. Son faciès général donnait une impression favorable : élancée, un peu maigre, attaches fines, traits distingués, œil perçant, cheveux noirs. Donc, pas du tout lymphatique. Pas de tare constitutionnelle apparente. Peut-être un peu d'hystérie, ainsi qu'ont paru le montrer les narcoses auxquelles elle a été soumise ultérieurement. Voilà pour l'ensemble.

Localement : membres inférieurs grêles, fermes, dépourvus de graisse, le gauche à peine plus mince que le droit, mais contrastant avec ce dernier par de multiples arborisations veineuses, s'étendant du dos du pied et même presque de la racine des orteils jusqu'au tiers supérieur du mollet. Pas de grosses veines saillantes. Pas de varices vulgaires.

Il y a au milieu de la face antéro-externe un petit ulcère

superficiel, de 2 centimètres environ de longueur sur un centimètre de largeur, douloureux et saignant avec la plus grande facilité. Les bords sont plats, non calleux. C'est ce même ulcère qui a été déjà guéri plusieurs fois par divers praticiens.

Jamais il n'y a eu d'œdème des malléoles ni du pied.

Je prescrivis un traitement dont la base était l'immobilité, avec position élevée du membre.

En un mois la guérison était obtenue (24 mars).

Je crus prudent de faire porter un bas élastique. Malgré cela, deux mois plus tard j'étais rappelé (27 mai).

L'ulcère, qui s'était reproduit, n'avait que quelques millimètres, mais était toujours très douloureux. Mon attention fut à ce moment attirée sur un tout petit lac veineux, de quelques millimètres de diamètre, siégeant au cou-de-pied. Cette petite dilatation ampullaire n'avait jamais été ouverte, mais était aussi très douloureuse.

Même traitement que précédemment et, le 19 juin, cicatrisation complète.

Je ne revis la malade qu'au mois d'avril 1901. Avait-elle eu dans l'entretemps des récidives, je n'en sais rien, mais je suis porté à le croire. J'avais parlé la dernière fois d'une petite opération à faire (je songeais à une greffe). Son médecin habituel avait parlé, de son côté, d'une circonvallation. M'avait-elle provisoirement abandonné ? C'est probable, puisque c'est généralement ainsi que cela se passe. A coup sûr, elle devait avoir eu quelques misères pour venir alors spontanément réclamer une intervention opératoire. Appelé le 1er avril, j'attendis cette fois jusqu'au 15 avant de me décider. L'ulcère était tout petit, quelques millimètres de diamètre, mais n'avançait pas. De plus, il y avait toujours au cou-de-pied la petite ampoule veineuse signalée plus haut, très douloureuse. Bref, je me décidai et optai pour la méthode Moreschi, qui me paraissait absolument indiquée par le fait :

1° De la dissémination variqueuse ;

2° De la prédominance des phénomènes névritiques ;

3° De l'intégrité probable des veines profondes.

Le 16 avril, il fut procédé à l'opération, au domicile de la malade, avec l'assistance des Dr Collette et De Backer.

La malade ayant été endormie au chloroforme et toutes les précautions antiseptiques habituelles ayant été prise, tant du côté du champ opératoire que des instruments et des mains, je fis la première incision circulaire au-dessus des malléoles jusqu'à l'aponévrose, les veines furent liées au catgut, la peau suturée à la soie, sans essayer d'obtenir un affrontement mathématique, me conformant ainsi à une règle émise par l'auteur de la méthode.

J'en agis de même à la partie supérieure du mollet, à la place où les femmes ont coutume de porter la jarretière.

Enfin, je fis une troisième incision de 5 à 6 centimètres de long en travers du cou-de-pied, passant par la petite ampoule veineuse déjà signalée.

Pansement avec gaze hydrophile et ouate. Membre maintenu légèrement élevé sur un coussin.

Au sortir de la narcose, il y eut une petite crise hystériforme.

Les premiers jours ne furent marqués par aucun incident marquant. Mais, quand je voulus enlever quelques fils, le sixième jour, il apparut que la réunion n'était guère assurée. Deux jours plus tard je vis les plaies désunies partout où j'avais coupé les sutures. Les fils restants éraflaient les tissus. Pourtant, pas de fièvre, pas de suppuration à proprement parler. Les pièces de pansement contenaient plutôt de la sanie.

Le pansement fut alors fait quotidiennement avec le plus

grand soin, mais en vain. Chaque jour montrait une désunion plus grande. Les dernières sutures se détachaient d'elles-mêmes. Bref, c'est tout au plus s'il y eut un peu de réunion aux deux extrémités de l'incision du cou-de-pied.

A partir de ce moment commencèrent les déboires. Il faudrait de longues pages pour en retracer toutes les péripéties. Nous tâcherons d'en donner la physionomie générale.

Les premiers mois furent caractérisés par l'approfondissement et l'élargissement des plaies, l'extension du petit ulcère préexistant et la formation de nouveaux ulcères à la face externe de la jambe. Ceux-ci débutaient par une phlyctène purulente, ne tardaient pas à s'agrandir et devenaient ainsi confluents tout en restant très superficiels. D'autres fois, la confluence s'établissait sous un pont de peau amincie et décollée. Les plaies opératoires que j'appellerai, par abréviation la bague supérieure et la bague inférieure, finirent par être rattachées par une chaîne d'ulcères irréguliers s'étendant sur la face externo-postérieure du membre.

Les plaies opératoires elles-mêmes devenaient très irrégulières, l'inférieure gagnant surtout en largeur, la supérieure gagnant plutôt en profondeur. Ici, le tibia était à moitié disséqué, n'étant plus recouvert à la partie antérieure que par son périoste extrêmement aminci.

Avec cela, douleurs intenses, pongitives, insomnie et dénutrition générale.

Nous étions au mois de juillet, trois mois après l'opération, et il devenait à peu près certain que le membre devait être condamné. Instinctivement, en faisant le pansement, je mesurais de l'œil la longueur du lambeau qui me resterait pour une amputation convenable, et, d'accord avec le médecin traitant, j'étais sur le point de proposer le sacrifice, quand survint un incident qui nous fit hésiter et attendre. Cet incident, c'était l'apparition d'une fusée purulente remontant à la partie supérieure du creux poplité.

Ceci nous força à pratiquer, sous le chloroforme, une contre-ouverture. Un drain fut placé et nous profitâmes de l'anesthésie pour faire un nettoyage à fond de tout le membre, ce qui ne pouvait jamais se faire lors des pansements journaliers, à cause des douleurs.

Au commencement du mois d'août, il nous fallut revenir encore une fois à la narcose. La fusée avait atteint le tiers supérieur de la cuisse (face postérieure) Nouvelle incision et drainage.

Cette fois nous profitâmes du sommeil pour faire le redressement du membre. Car il faut dire que le genou s'était, petit à petit, fléchi jusqu'à l'angle droit. Nous n'avions rien fait jusqu'ici pour remédier à cette position, parce que nous avions toujours l'arrière-pensée de l'amputation. Mais comme la flexion augmentait rapidement et rendait les pansements fort difficiles, nous crûmes bon de forcer le redressement et de placer le membre dans une gouttière.

A ce moment, l'état général était devenu de plus en plus mauvais. La maigreur était extrême. C'est miracle qu'il n'y ait pas eu de décubitus. La malade ne mangeait plus. Il y avait, tous les soirs, un peu d'élévation de température, et les douleurs empêchaient le sommeil, qui ne pouvait être obtenu qu'à l'aide de la morphine.

Plusieurs mois se passèrent encore au milieu de péripéties variées, mais sans qu'aucun signe favorable pût faire espérer une issue heureuse.

Ce n'est pas que le traitement, tant interne qu'externe, ait été négligé. Tandis que, d'une part, nous avions recours aux pansements les plus variés, d'un autre côté nous mettions en œuvre les médicaments les mieux appropriés, sous les formes les plus diverses.

Nous essayions, par tous les moyens, de relever la nutrition. A la fin, nous nous adressâmes à l'arsenic joint au quinquina. Faut-il attribuer à cette dernière médication un revirement favorable qui commença à s'opérer vers la fin de l'année? C'est possible, quoique difficile à expliquer.

Toujours est-il que le mois de décembre vit enfin apparaître quelques modifications de bonne nature dans l'état de la jambe, modifications marchant parallèlement avec une amélioration de l'état général.

Un peu de bourgeonnement commença à combler les creux, les phlyctènes purulentes se firent plus rares, même un liséré cicatriciel apparut par places.

Bref, la marche progressive vers la guérison amena vers la mi-février de l'année suivante la cicatrisation de toute la partie inférieure. Seule restait ouverte la partie antérieure de la bague supérieure.

Le 26 février, l'état de cette dernière plaie me parut suffisamment favorable pour nous permettre une greffe de Thiersch, dont nous prîmes la substance sur un sujet qui nous parut exempt de toute tare constitutionnelle.

La greffe réussit presque en totalité, et nous pûmes enfin, dans les premiers jours de mai, enregistrer une cicatrisation complète.

Le 5 de ce mois, la pauvre malade put, pour la première fois, quitter le lit où notre cure radicale l'avait clouée un peu plus d'un an.

Est-ce à dire qu'on put la considérer comme guérie? Loin de là.

Voici, en effet, l'état du membre en ce moment; genou presque entièrement ankylosé en légère flexion; cou-de-pied et tarse ankylosés en varus équin; orteils à peu près libres (ce sont les seules parties du membre que nous avions pu quelque peu mobiliser durant le traitement).

Cicatrice supérieure (bague supérieure) large de 4 centimètres en avant, 3 1/2 centimètres en dehors, 3 centimètres
en dedans, 2 centimètres en arrière ; bague inférieure :
2 1/2 centimètres en avant, 2 centimètres sur les côtés,
1 centimètre en arrière.

Cicatrice du cou-de-pied : assez régulière.

Entre les deux bagues : un manchon de peau de 14 centimètres dont toute la moitié externe est ravagée de cicatrices et très sensible.

A la partie interne, peau saine, mais en majeure partie
insensible.

Au creux poplité et à la partie supérieure de la cuisse,
cicatrices profondes, adhérentes.

Tous nos efforts se portèrent à partir de ce moment sur la
mobilisation des articulations et nous pouvons constater, à
l'heure actuelle — après six mois de massage et de mani-
pulations appropriées — que le résultat est relativement
satisfaisant, puisque la malade peut marcher dans la maison
sans avoir besoin de soutien.

L'état général est redevenu franchement bon, mais les
cicatrices de la jambe sont fragiles. Elles se désépidermisent
avec la plus grande facilité et nécessitent encore actuellement, plus de dix-huit mois après l'opération, un pansement protecteur.

SERVICE DE M. LE PROFESSEUR FORGUE

—

Observation recueillie par le Dr Abadie, chef de clinique
Ulcère variqueux traité par le procédé Moreschi borné à la section
circonférentielle au-dessus de l'ulcère

N..., 50 ans environ, entre dans le service de M. le professeur Forgue pour un ulcère variqueux.

Depuis de nombreuses années, N... est porteur de varices aux deux membres inférieurs, surtout marquées du côté droit. Depuis quatre ans, le malade porte à chaque jambe des bas élastiques, afin de pallier les inconvénients de la station debout prolongée qui lui est imposée par ses fonctions de gardien de prison en Algérie.

Malgré le port de bas élastiques, un ulcère s'est produit à la jambe droite, bientôt considérablement agrandi par une hygiène locale défectueuse et les fatigues.

Il y a un an, M. le professeur Forgue conseilla au malade le repos prolongé et l'application sur l'ulcère et la région voisine de pansements humides à l'acide picrique et au sulfate de cuivre. Sous l'influence de ces pansements désinfectants et kératinisants, l'ulcère ne tarda pas à diminuer considérablement sans aboutir à la cicatrisation complète.

A l'heure actuelle, après la reprise de ses fonctions habituelles, N... présente, à la jambe droite, au tiers inférieur et à la face externe, un ulcère très étendu, des dimensions de la paume de la main, elliptique, à grand axe vertical. La plaie, à bords saillants, présente des bourgeons pâlots, d'aspect peu actif, entre lesquels suinte un peu de pus. Tout autour et sur presque toute l'étendue de la jambe, la peau est recouverte de squames de plus en plus épaisses à mesure qu'on marche de la périphérie vers le centre, d'abord légèrement brunes, puis de plus en plus cuivrées, représentant avec une netteté quasi schématique les stades d'évolution de l'eczéma sec, précurseur des ulcérations variqueuses. Enfin le cou-de-pied est fortement œdématié, l'œdème masquant les varices qui sont, au contraire, très nettes au tiers supérieur de la jambe et à la face interne de la cuisse où serpentent, sous la peau, des lacis veineux très dilatés.

En présence de ces lésions, M. le professeur Forgue fait appliquer à nouveau les pansements humides à l'acide picri-

que et au sulfate de cuivre, sans dissimuler au malade que
la guérison ne sera pas obtenue par ce traitement seul et
qu'après cicatrisation partielle, le travail de réparation
spontanée s'arrêtera probablement.

De fait, 3 semaines environ après, la plaie a singulièrement
diminué d'étendue, et présente un bien meilleur aspect.
Les bourgeons qui occupent tout l'ulcère sont agglomérés,
rouge vif, saillants et circonscrits par une zone d'épidermi-
sation de 1 centimètre de large environ. Mais la limite interne
de cette zone épidermisée semble avoir peu de tendance à
l'envahissement ; elle est nettement arrêtée et se trouve
marquée par une dépression sensible qui circonscrit la surface bourgeonnante. M. Forgue se décide alors à intervenir.

Opération. — Anesthésie à l'éther.

I. — Incision circulaire de la peau tout autour de la jambe,
au-dessous de la tubérosité antérieure du tibia. Dans la
couche cellulo-adipeuse sous-cutanée, on rencontre de
nombreuses veines variqueuses qui sont sectionnées entre
deux ligatures. Puis réunion des lèvres de l'incision. — On
a ainsi réalisé le procédé de Moreschi, mais en s'en tenant
à l'incision supérieure sans lier ni sectionner au-dessous de
l'ulcère les veines sous-cutanées.

II. — Greffes de Thiersch sur l'ulcère après abrasion des
bourgeons à la curette.

Dix jours après, premier pansement. — La ligne d'incision
supérieure est cicatrisée sans traces de rétraction. — Les
greffes de Thiersch tiennent sur toute leur étendue et com-
blent entièrement l'ulcère.

Un mois et demi après, le malade se lève et sort du service
assez brusquement sans avoir pu s'accoutumer peu à peu à
la reprise de la station debout. A ce moment, il n'y a plus
d'ulcère, les greffes ont fourni une cicatrice solide. — L'o-

4

dème a complètement disparu. — Pas de varices apparentes à la jambe.

Huit jours plus tard, le malade revient. Il a marché, sa jambe est très gonflée par l'œdème. — Une large phlyctène a décollé l'épiderme et peut faire craindre la production à brève échéance d'un nouvel ulcère — Mais au niveau de l'ancienne plaie, aucune modification depuis la sortie. La cicatrice tient, et tient solidement ; à son niveau la peau est plus épaisse et moins tendue que dans la zône avoisinante.

Repos au lit. — Pansements humides après ouverture de la phlyctène. — Cicatrisation en peu de jours.

Puis massage soigneux de la jambe, et lorsque l'œdème a tout à fait disparu, un nouveau bas élastique à lacet latéral, sur mesures très exactes, est appliqué sur la jambe.

État actuel en Mai 1903. — Il nous a été matériellement impossible de relater l'état actuel du malade. Il n'a pas répondu à notre appel.

Cette observation ne prouve pas beaucoup en faveur de la méthode du chirurgien italien, parce qu'on a essayé les greffes ensuite. Mais il semble que l'incision circonférentielle a favorablement modifié l'état du membre.

CONCLUSIONS

1° L'incision circonférentielle de jambe par section de toutes les veines et de tous les nerfs superficiels a été imaginée par le chirurgien italien Moreschi, pour la cure radicale des ulcères variqueux.

2° Cette méthode a été appliquée et modifiée, en Italie, par Mariani; en France, par Mauclaire, Reclus, Delbet et Forgue ; en Belgique, par Depage.

3° La technique est la suivante : Ou bien on pratique une incision circulaire de 3 ou 4 centimètres au-dessus de l'ulcère et une à 2 ou 3 centimètres au dessous (Moreschi). Ou bien on pratique seulement l'incision supérieure, soit au-dessus de l'ulcère (Mariani , soit au niveau de la jarretière (Reclus). Mariani et Depage ont proposé d'y ajouter la ligature de la saphène à son abouchement dans la fémorale.

4° La section des nerfs n'a pas d'inconvénients. Le maintien de la sensibilité et de la trophicité est assuré par les rameaux perforants. Cette névrotomie des filets nerveux se rendant à l'ulcère supprime toujours les douleurs de l'opération.

5° Cette méthode a réussi dans la moitié des cas puisqu'il n'y a pas eu de récidive. Mais, pour que cette conclusion fût ferme, il aurait fallu que la statistique portât sur des résultats à longue échéance, ce qui ne peut pas être, la méthode appliquée étant encore trop récente.

6° Enfin, pour toutes ces raisons, on peut dire que cette méthode mérite d'être appliquée là où les autres ont échoué. Mais elle a encore été trop peu expérimentée pour qu'on puisse l'ériger en méthode générale et radicale du traitement des ulcères variqueux.

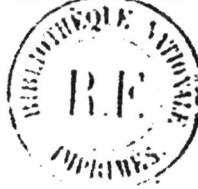

INDEX BIBLIOGRAPHIQUE

BERGER (P.). — France médicale. Paris 1875 (XXII, pag. 329).

CAILLETON. — Des différentes interventios chirurgicales dans le traitement des ulcères variqueux. Th. Paris 1901.

CAPITAN. — Un nouveau traitement des ulcères de jambe. Médec. moderne. Paris 1902. XIII.

CHARRADE.— Thèse de Paris 1892.

CHIPAULT (A.). — Travaux de neurologie chirurgicale (IVᵉ année). Du trait des ulcères variqueux par l'élongation des nerfs.

CITERNESI.— Clinica chirurgica. Mai 1901.

DELBET.— Leçons de clinique chirurgicale, 1899.

DESGUIN.— Journal de chirurgie belge, 1902. pag. 176.

DURAND (Ch). — Cure des varices par l'incision circonférentielle. Proc. de Mariani.

GIORDANO.— Clinica chirurgica, 1900.

LAURENS.— Th. Paris, 1899-1900.

MANCINI.— Metodo di cura radicale contro le varici e le ulcere varicose degli arti inferiori. Riforma medica. Roma 1902. XXII.

MARIANI. — Incisione circolare unico come cura radicale delle varice et delle piaghe varicose agli arti inferiori. Gaz. di Ospitali. Milano 1900. XXI.

MAUCLAIRE. — Journal de l'Association médicale mutuelle. 1901.

MORESCHI. — Cure radicale des varices et des ulcères variqueux. Clinica chirurgica, 1899, pag. 89.

NARDI. — Sulla cura chirurgica delle varici e ulceri varicose degli arti inferiori. Bolletino Scienzie medice di Bologna 1901.

PITZORNO.— Clinica chirurgica (Année VII, nº 5).

RECLUS.— Traité de chirurgie (Duplay et Reclus, article ulcère).

REMEDI.— Contributo alla cura delle varice delli arti inferiori. Clinica chir. Milano 1901.

Reny. — Traité des varices des membres inférieurs et de leur traitement chirurgical. Paris.

— Les récents traitements proposés pour la guérison des
ulcères variqueux. Revue médicale de l'Afrique du Nord.
Alger 1900.

Ruini. — Revista delle scienze medice (Avril 1899).

Schwartz. — Dictionnaire de médecine et de chirurgie pratique.

Tavecchi. — Gazetta degli ospitali (Mars 1900, pag. 308).

Tillaux. — Tribune médicale (15 février 1894).

Trendelenburg — Beitrage zur Klin. Chir. (VII-1, 1890).

Vince. — Annales de la Société de chirurgie belge (1900, pag. 249).

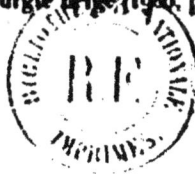

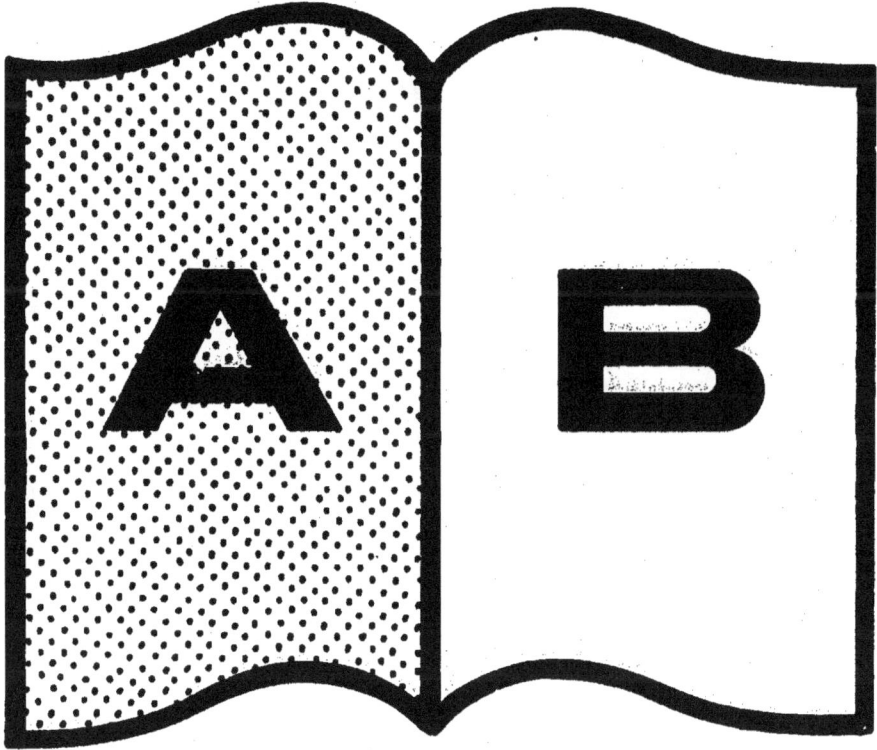

Contraste insuffisant

NF Z 43-120-14

www.ingramcontent.com/pod-product-compliance
Lightning Source LLC
Chambersburg PA
CBHW050550210326
41520CB00012B/2791